Freiheit von Depression

Jon Shore

Freiheit von Depression

Eine spirituelle Lösung

ch. falk verlag

Aus dem Amerikanischen von Christiane Sautter

Deutsche Erstausgabe

Umschlaggestaltung: Jon Shore
Satz: Plejaden Publishing Service, Boltersen
Druck: Druckerei Sonnenschein, Hersbruck

ISBN 3-89568-054-0
Printed in Germany

„Doch das Wichtigste von allem ist,
daß du wahrhaftig bist zu dir.“

William Shakespeare

Da du dieses Buch liest, ist es sehr wahrscheinlich, daß du selbst an einer Depression leidest oder jemand, den du kennst, davon betroffen ist. Die Gedanken und Gefühle über Depressionen, die ich dir in diesem Buch vermitteln möchte, und auch die 14 Schritte, die dazu dienen, Depressionen aufzulösen, stammen aus meiner persönlichen Erfahrung oder aus meinen Erfahrungen mit den Klienten und Schülern, mit denen ich in den letzten zwanzig Jahren gearbeitet habe. Ich verwende einen ausgesprochen spirituellen Ansatz, um Depressionen zu beenden, weil es mir scheint, daß sie so am wirkungsvollsten aufgelöst werden können.

Im Laufe der Zeit sind viele Bücher über Depressionen geschrieben worden, von denen jedes einzelne seine eigene Sichtweise vertritt. Mit diesem kleinen Bändchen möchte ich dir einige einfache und doch machtvolle Werkzeuge an die Hand geben, um die Depression ein für alle Mal aufzulösen. Dabei handelt es sich nicht um eine tiefgründige psychologische oder medizinische Untersuchung der Depression, denn ich konzentriere mich ausschließlich darauf, dir einen klaren, ehrlichen und verständlichen Führer zur Verfügung zu stellen, der dir hilft, eine spirituelle Perspektive einzunehmen, um Schmerz, Trauer und Angst zu beenden.

Der Intellekt hat vielleicht Argumente dagegen, doch Diskussionen können die Depression nicht beenden. Versuche, so offen wie möglich zuzuhören. Überprüfe an dir, ob die Schritte wirken. Andere sind schon vor dir durch diese Dunkelheit gegangen. Ich auch! Es ist die gleiche Dunkelheit, aus der dich dieses Buch hinausführt.

❀

Da das Wort „Gott“ in diesem Buch sehr häufig vorkommt, glaube ich, daß ich besser erkläre, was ich mit diesem Begriff meine. Das Wort „Gott“ meint in diesem Buch die Unendliche Liebe, die Quelle aller Schöpfung. Gott hat weder Geschlecht noch Form und existiert jenseits von Zeit und Raum. Doch obwohl Gott keine Form hat, ist Er der einzige Schöpfer allen Seins. Gott ist das Unendliche Fühlende Bewußtsein, welches das gesamte Universum durchdringt und manifestiert. Wenn du mit dem Wort „Gott“ nicht zurechtkommst, dann fühle dich frei, es durch ein anderes zu ersetzen. Die Worte Allah, Brahma, Liebe, Frieden, Tao, Licht, Unendlichkeit, Vereintes Feld oder jede andere Bezeichnung, die dir zusagt, sind ebenso nützlich.

Die Begriffe Spirit oder Geist, Seele und Selbst sind austauschbar. Die Seele ist ein einzigartiger Ausdruck Gottes. Auch sie existiert jenseits von Zeit und Raum und hat weder Geschlecht, noch Alter oder Form. Sie ist ein reiner, ursprünglicher Ausdruck der Unendlichen Liebe. Die Seele kennt weder Depression, Furcht, Schmerz, Zorn oder irgendeinen anderen Schatten. Sie ist die Essenz dessen, was du bist. Sie ist deine **wahre Identität.**

❀

Es gibt viele Faktoren, die einer Depression die Türe öffnen können: emotionale Schocks, Vererbung, Veränderungen im Leben, Allergien, Krankheiten, eine unausgewogene Ernährung, Drogen und Alkohol, die Umwelt und viele tausend andere. Einige Depressionen können durch eine Veränderung der Gewohnheiten oder der Ernährung beendet werden. Andere sind nur vorübergehender Natur und verschwinden im Laufe von Tagen oder Wochen von selbst.

Die Depression, um die es mir in diesem Buch geht, vergeht nicht einfach in wenigen Tagen oder Wochen. Diese Depression zieht sich endlos hin. Sie ist ein bodenloses Loch aus Dunkelheit und Hoffnungslosigkeit.

Sie reagiert nicht auf Gespräche, Medikamente oder Veränderungen der Ernährung oder Umwelt. Diese Depression besteht aus fortwährendem ewigen Schmerz, aus Traurigkeit, Sorgen, Furcht und Gefühlen der Wertlosigkeit. Sie löst nur einen einzigen Wunsch aus: den Wunsch nach der Erlösung von der Qual des menschlichen Lebens. Es ist ein Leben in einem dunklen Nebel, in dem man sich weder Ziel noch Richtung vorstellen kann. Diese Depression verführt zu armseligen Entscheidungen, durch die man in immer schwärzere Dunkelheit gerät. In einer solchen Dunkelheit kann man sich weder an Freude noch an Liebe erinnern, und es gibt keine Hoffnung, daß es solche Gefühle jemals geben könnte.

❀

In der modernen westlichen Kultur ist die Vorstellung, daß äußere Mächte Krankheit und Disharmonie im

Leben des einzelnen verursachen, ins Reich der Mythologien und Phantasien alter Religionen, primitiver Völker und psychisch Kranker verbannt worden. Wenn die westlichen Menschen das Alter von fünf Jahren vollendet haben, sind die meisten viel zu gebildet, um an Gespenster und Kobolde zu glauben. Und auch viele religiöse Menschen glauben nicht wirklich an die Existenz des Bösen oder der Dunkelheit. Sie mögen zwar das Konzept der Dunkelheit bejahen, nicht aber ihre fühlbare Realität.

Stelle dir – nur hypothetisch – einmal vor, es gäbe dunkle „Wesen“ jenseits deiner physischen Sinne, die sich von Schmerz, Furcht, Wut, Depression und all den anderen negativen Gefühlen ernähren. Und daß diese „Wesen“ oder Gedankenformen alles in ihrer Macht Stehende tun, um diese Gefühle in dir fortbestehen zu lassen, damit sie sich an so einer dauerhaften Nahrungsquelle erfreuen. Was denkst du, würde geschehen, wenn du beschließen würdest, sie nicht mehr zu füttern? Was würde passieren, wenn du beginnen würdest, sie aufzulösen, statt ihnen zu erlauben, dein Leben zu kontrollieren? Warum unternimmst du nicht einfach den Versuch und findest selbst heraus, was geschieht? Ob du diese Dunkelheit als „Wesen", Gedankenform oder Energie bezeichnest, spielt keine Rolle. Wichtig ist, daß du die Dunkelheit und ihre Lügen erkennst und unterscheiden kannst, was wahr und was wirklich ist.

Letztendlich ist die Dunkelheit **nicht** real. Es gibt nur eine Realität, und das ist Gott, die Unendliche Liebe. Doch solange du glaubst, ein begrenztes, kämpfendes menschliches Wesen zu sein, so lange scheint die Dunkelheit sehr real zu sein. Solange die Menschheit Depression, Furcht, Wut, Schmerz und Selbstzweifel für unvermeidlich hält, wird diese Dunkelheit auch weiterhin real sein und sich auf uns alle auswirken. Es reicht nicht aus, wenn du sie Lüge nennst und ihre Existenz verleugnest oder ignorierst: davon wird sie nicht verschwinden. Doch es gibt Wege, diese Dunkelheit aufzulösen und sie davon abzuhalten, Teil deines Lebens zu sein. Davon handelt dieses Buch.

Der Weg, der aus Depression und Leid hinausführt, ist eine Reise, die sich auf zwei einfache und tiefgründige Voraussetzungen stützt. Sie wurden im Laufe der Geschichte viele Tausende Male auf viele tausend unterschiedliche Weisen formuliert.

Die erste Voraussetzung ist:

Gott ist Güte, Wahrheit, Licht, Freude, Frieden, Überfluß, Unendlichkeit, Unsterblichkeit, Liebe; Gott ist Alles.

Und die zweite Voraussetzung ist:

Du bist ein vollkommener, ursprünglicher,
gesegneter Geist,
ein einzigartiger Ausdruck Gottes,
der menschliche Erfahrungen sammelt;
und nicht ein Mensch, der spirituelle Erfahrungen macht.

Depression und Dunkelheit sind etwas, was du nicht bist und niemals sein wirst. Sie sind dein *Schatten*. Dieser Schatten zeigt ganz klar, wer du bist, indem er ist, was du *nicht* bist.

Wir lernen, was Liebe ist, indem wir Lieblosigkeit erfahren.

Wir lernen, was Wahrheit ist, indem wir Unwahrheit erfahren.

Das ist Lernen durch Gegensätze. Auf diese Weise lernen wir fast alles im Leben.

Depression und Dunkelheit sind *nicht* deine andere Hälfte, dein Freund, dein verwundetes inneres Kind oder ein anderer Teil deiner selbst. *Sie sind dein Gegenteil.* Wenn du sie dazu *benutzt,* dich an den Spirit zu erinnern, der du bist, verlieren sie ihre Macht. Wenn du sie bekämpfst, sie in dich aufnimmst, sie fürchtest, dich ihnen unterwirfst, sie bezweifelst oder ignorierst, werden sie sich von dir ernähren und dein Leben kontrollieren.

Erinnere dich:

DIE SEELE, DIE DU BIST, IST NIE
DEPRESSIV, SIE WAR NIE DEPRESSIV UND
WIRD ES NIEMALS SEIN. DEPRESSION IST
DER SCHATTEN, DER DAS LICHT, DAS DU
BIST, DEUTLICH WERDEN LÄSST.
DER GEIST, DER DU BIST, IST EINE
EINZIGARTIGE, REINE UND VOLLKOMMENE
AUSDRUCKSFORM GOTTES, DER
UNENDLICHEN LIEBE.
ZU SEINEN UNZÄHLIGEN EIGENSCHAFTEN
ZÄHLEN FREUDE, LIEBE, FRIEDEN UND
WEISHEIT. DU DRÜCKST JEDE EINZELNE
VON IHNEN AUF DEINE EIGENE
EINZIGARTIGE ART UND WEISE AUS.
IN DIR IST KEINE DUNKELHEIT.
PUNKT.

Halte dir das vor Augen – Tag und Nacht.

Als ich der Depression zum erstenmal entgegentrat, sagte sie mir, daß ich ohne sie ein Nichts sei, daß sie zu mir gehörte und ich ohne sie nicht überleben könne. Vielleicht hast du diese oder ähnliche Gedanken selbst schon gehört oder gefühlt. Glaube ihnen nicht! Daß es dir gutgeht, liegt der Depression wahrlich nicht am Herzen, und sie kann dir auch nicht die Wahrheit sagen. Am Ende dieses Buches findest du eine Meditation, mit deren Hilfe du die Depression auflösen kannst. Übe diese Meditation zweimal – und zwar täglich. Sprich sie auf eine Kassette oder kaufe die Begleitkassette zu diesem Buch.

❀

Damit dieser Prozeß wirken und du den Frieden, die Liebe und den Segen spüren kannst, die dein Geburtsrecht und deine Identität sind, mußt du die Übungen **so** ausführen und mit Leben erfüllen, als ob deine Existenz davon abhinge. Es gibt nichts Wichtigeres, als deine Seele zu leben, als wahr zu dir selbst zu sein. Dies hat nichts mit Egoismus oder Narzismus zu tun. Du wirst dein Mitgefühl für andere nicht verlieren. Tatsächlich wirst du in allen Bereichen deines Lebens mehr geben können. Je besser du dich fühlst, desto mehr wirst du fähig sein, all deinen Verantwortlichkeiten mit müheloser Anmut nachzukommen.

❀

Und nun kommen wir zu den vierzehn Übungen, mit deren Hilfe du die Depression auflösen und ein erfülltes Leben führen kannst.

Übung 1

Beobachte aufmerksam, was du fühlst.

Absolut ehrlich nach innen gewandt, nimm alle Gefühle in deinem physischen Körper und deinem Emotionalkörper wahr. Sehr häufig zeigen sich Schatten körperlich als Angespanntheit, Schlaflosigkeit, Krankheit, Mangel an Beweglichkeit und geistiger Klarheit.
Manchmal wirst du nicht einmal erkennen, daß Schatten da sind. Doch sei einfach ehrlich mit dir; sei wachsam. Fühle sie, erkenne sie, aber widerstreite ihnen nicht. Sieh sie dir einfach nur an.

Beobachte die Schatten, ohne zu urteilen und ohne den Wunsch, sie verschwinden zu sehen. Gib dein Bestes, um nicht auf sie zu reagieren. Nichts weiter.
Wenn du die Schatten eine Weile beobachtet hast, wird etwas Wunderbares geschehen. Du wirst anfangen, dich von ihnen zu distanzieren. Du wirst dich mit demjenigen identifizieren, der beobachtet, und nicht

mit der Dunkelheit. Derjenige, der beobachtet, leidet nicht. Gib dich ganz hinein in diesen friedvollen, nicht urteilenden Beobachter. Du wirst zu der Einsicht kommen, daß der Schatten nicht wirklich ein Teil von dir ist. Er ist vielmehr etwas Dunkles, das in dich eindringt und vielleicht sogar versucht, dich zu überwältigen; aber er ist auf keinen Fall das, was du in Wirklichkeit bist. Beobachte einfach und fühle dein Selbst.

Noch einmal: Versuche nicht, die Dunkelheit zu kontrollieren oder sie loszuwerden.
Beobachte sie nur.

Übung 2

Übe die Meditation zur Auflösung der Depression, die am Ende des Buches aufgeführt ist, regelmäßig mindestens zweimal am Tag.

Der Morgen und der Abend scheinen dafür am besten geeignet zu sein. Es wird wahrscheinlich Hunderte von Entschuldigungen geben, die Meditation *nicht* zu üben, und nur einen winzigen, sehr guten Grund *dafür:*

Dein Leben hängt davon ab.

Übung 3

Achte sorgfältig auf alle Gefühle, die du Tag und Nacht empfindest. Wende den unten beschriebenen inneren Dialog an, um die Schatten aufzulösen.

Schmerz, Depression, Wut, Furcht, Traurigkeit, Wertlosigkeit, Einsamkeit und hundert ähnliche Gefühle sind nicht Teil deiner selbst. Sie sind deine Schatten, dein Gegenteil. Sie sind das, was du nicht bist. **Nutze** sie, um dich daran zu erinnern, wer du wirklich bist. Verwende diesen inneren Dialog bei Tag und Nacht. Du mußt deine Gefühle, Gedanken, Worte und Taten ständig wachsam beobachten. Du solltest den inneren Dialog außerdem immer dann anwenden, wenn du bemerkst, daß die Depression versucht, sich in dein Leben zurückzuschleichen. Dieser Dialog geht folgendermaßen:

Schritt 1

Richte deine Aufmerksamkeit auf Gefühle wie Depression, Dunkelheit, Schmerz, Frustration, Wut, Verwirrung, Leere, Verlust, Einsamkeit oder alle anderen schattenhaften Manifestationen, die du in dir oder um dich herum wahrnimmst. Schau sie an, konfrontiere sie und erlaube dir, sie ehrlich zu empfinden. Dann sage zu diesem Gefühl:

„Depression, ich spüre dich. Du bist da. Doch du bist nicht ich. Du bist nicht die Wahrheit, du bist ein Schatten, eine Lüge, du bist kein Teil von mir und kein Teil Gottes. Du bist die Unwahrheit. Du bist das, was ich nicht bin. Deine Gegenwart ist nicht mehr erwünscht. Ich heiße dich nicht mehr willkommen. Du mußt jetzt gehen!"

Schritt 2

Mit dem zweiten Schritt dieser Übung erlaubst du dir, dich als den Geist zu fühlen, der du bist, als dein

Wirkliches Selbst, das keinen Schmerz, kein Leid, keinen Zorn und keinen anderen Schatten kennt. Wenn du dir ehrlich anschaust, was du *nicht* bist (die Depression), und dich von diesem Gefühl distanzierst, wirst du dein Wirkliches Selbst, den Geist, der du bist, immer deutlicher erfahren. Blicke dann auf den Schatten zurück und sage mit Klarheit und Gewißheit zu ihm: „Sieh, so bin ich! Und nicht wie du.“ *Es ist diese Selbsterkenntnis, die den Schatten auflöst.* Wenn du dein Wirkliches Selbst spürst, die Seele, selbst wenn es zu Anfang nur ein winziger Funken sein mag, dann atme tief durch, und wenn du ausatmest, dann entspanne dich und verschmilz mit diesem Selbst, löse dich auf in dieses Selbst, *als ob nichts anderes in diesem Moment zählt.* Atme noch einmal tief ein und *spüre* deinen Geist. Dann fühle und beobachte, wie sich der Schatten auflöst. Die Seele fühlt sich friedvoll, frei, liebevoll, freudig und erfüllt. Es ist wie ein Seufzer der Erleichterung, wenn du deine Seele spürst, nachdem du einen Schatten aufgelöst hast. Solltest du danach immer noch Schatten wahrnehmen, dann verschmilz umso mehr mit deinem Geist. Sei ehrlich mit dir. Sei dir sicher, daß der Schatten aufgelöst und nicht nur auf eine höhere Ebene gehoben worden ist. Fühle und *sei deine* Seele, dann wird es so sein.

Schritt 3

Der dritte Schritt in diesem Prozeß ist wahrscheinlich der wichtigste. Nachdem du das wunderbare Bewußtsein deiner selbst erlangt hast, mußt du die Wahrheit deiner Seele offen und ehrlich *leben.* Dieser dritte Schritt sorgt dafür, daß die Schatten aufgelöst bleiben. Er erlaubt dir, spürbar zu erfahren, wer du wirklich bist, und das zu tun, was du in diesem Leben tun sollst. Wenn du deine Seele lebst, offenbaren sich dir Gefühle wie Erfülltheit, Liebe, Freude und Friede, die du immer für möglich gehalten und von denen du immer geträumt hast. Wenn du bemerkst, daß die Schatten zurückkehren, dann frage dich: „Wo in meinem Leben bin ich nicht wahrhaftig mir selbst gegenüber?“ Sobald du die Antwort weißt, veranlasse die notwendigen Änderungen.

Bleibe so lange bei dieser Übung, bis sich der Schatten aufgelöst hat und du die Wahrheit, die durch die Lüge verborgen war, wirklich spürst und siehst. Manchmal mußt du die Übung oft wiederholen, bis du einen wirklichen Unterschied in deinem Leben siehst und einen wirklichen Unterschied in dir spürst. Zuweilen dauert es nur Minuten oder Stunden, bis du eine klare Veränderung wahrnimmst, obwohl es häufig ein wenig mehr Zeit in Anspruch nimmt. Doch letztlich setzt sich die Wahrheit durch. Der Schatten muß und wird verschwinden. Bleibe bei dieser Übung, koste es, was es wolle!

Wie ich schon sagte, sind die Schritte sehr einfach, doch sie verlangen ehrliches und beständiges „Tun". Der Nutzen für dich und deine Welt ist groß. Verwende deine eigenen Worte und Bilder, wenn du diese Übung auf dich abstimmst. Sie ist umso wirkungsvoller, je mehr du *spürst*. Probiere sie einfach aus und warte ab.

Die drei Schritte sind also:

1. Spüre den Schatten und distanziere dich von ihm.
2. Erkenne dein Selbst und verschmilz mit deiner Seele, deiner Liebe oder deinem Frieden (dies löst den Schatten auf).
3. Lebe die Wahrheit deiner selbst (das hält den Schatten von dir ab).

Übung 4

Achte gut auf die Musik in deiner Umgebung.

Umgib dich so oft wie möglich mit Musik, die deine Stimmung hebt und dich an den Geist erinnert, der du bist: friedliche, fröhliche Musik. Achte bei Liedern darauf, daß die Texte positiv sind und dich aufrichten. Es gibt Orte, wo du keinen Einfluß darauf hast, welche Musik du hörst. In solchen Situationen solltest du sehr sorgfältig darauf achten, wie die Musik auf dich wirkt. Setze sofort den inneren Dialog ein, um alle möglicherweise entstehenden Schatten aufzulösen.

Übung 5

Überprüfe, was du im Fernsehen und im Kino siehst und welche Sendungen du dir im Radio anhörst.

Achte aufmerksam darauf, wie du dich vor, während und nach den Sendungen oder dem Film fühlst. Sind Schatten da, die du auflösen mußt? Woher stammen sie? Gib dein Bestes, nur Sendungen zu hören und zu sehen, die deine Stimmung heben. Schaue die Nachrichten, wenn überhaupt, nur einmal pro Woche an. Und denke auch dann daran, alle Schatten aufzulösen, die während oder nach den Nachrichten auftauchen mögen. Es gibt Dinge in der Welt, die du beeinflussen und verändern oder bei denen du helfen kannst, und es gibt Dinge, wo dir dies alles nicht möglich ist. Nur in der Klarheit deines Geistes kannst du zwischen den beiden unterscheiden und beschließen, welche Hilfe du zu leisten vermagst.

Übung 6

Lies nur Bücher, die deine Stimmung heben.

Lies nur Bücher und Schriften, die dich an den wunderbaren, liebevollen, freudigen Geist erinnern, der du bist, und an die Güte, die Gott ist (wie bei Übung 5). Tausende von Büchern sind darüber geschrieben worden. Suche dir diejenigen aus, die zu deinem Geist „sprechen" und dich aufrichten. Halte sie bereit.

Übung 7

Kein Alkohol und keine Drogen

Wenn du die Depression wirklich loswerden willst, kannst du nicht gleichzeitig Alkohol oder Drogen zu dir nehmen. Schon ein einziges alkoholisches Getränk lädt die Dunkelheit wieder in dein Leben ein. Diese Entscheidung kannst nur du treffen: Friede, Freude, Erfüllung, Liebe... oder Alkohol. Du kannst das eine oder das andere haben, nicht aber beides zusammen.

Wenn du ein vom Arzt verschriebenes Medikament nimmst, frage ihn, ob die Depression eine Nebenwirkung dieses Präparats sein kann. Wenn das der Fall ist, besprich mit deinem Arzt mögliche Alternativen.

Übung 8

Schau dich aufmerksam in deiner Wohnung um.
Baut sie dich auf? Ist sie ein Ausdruck deines Geistes?

Umgib dich mit Kunst, Gegenständen, Farben, ja selbst mit Gerüchen, die deine Stimmung heben. Schaffe dir eine Umgebung, die die Schönheit deiner Seele unaufhörlich spiegelt und dich an sie erinnert. Wirf alles weg, was die Depression verstärkt, oder verkaufe oder verschenke solche Dinge. Reinige dein Zuhause in derselben Weise wie du deine Persönlichkeit klärst. Wohin du dich in deinem Heim auch wendest, wohin du in deiner Wohnung gehst, überall sollte etwas sein, was dich daran erinnert, wer und was du wirklich bist und wie schön die Welt in Wahrheit ist.

Übung 9

Betrachte nur die Menschen als enge Freunde, die dich so behandeln, wie du es verdienst.

Alle anderen sind nur Bekannte.

Du bist ein wunderschöner Geist, der sich als Mensch ausdrückt – eine Form der Unendlichen Göttlichen Liebe. Auf welche Weise verdienst du, behandelt zu werden? Mit Respekt, Fürsorge, Mitgefühl, Liebe und Freundlichkeit. Du selbst verdienst eine solche Behandlung, und genauso solltest du auch mit allen anderen Menschen umgehen. Sind sie nicht ebenso Geist wie du? Es gibt Zeiten, wo du dir deine Gesellschaft nicht aussuchen kannst, doch nie solltest du eine Behandlung akzeptieren, die in dir Gefühle auslöst, etwas Geringeres zu sein als die makellose Seele, die du bist. Und auch du sollst andere Menschen nie in einer Weise behandeln, daß sie sich minderwertiger fühlen, als sie sind. Wenn du diese Übung mit Leben erfüllst, geschieht etwas wirklich Magisches. Diejenigen, die darauf bestehen, dich schlecht zu behandeln, solltest du auf Abstand halten und dich nur dann mit ihnen beschäftigen, wenn es unbedingt notwendig ist. Sollte dich ein Mitglied deiner Familie oder ein Arbeitskollege schlecht behandeln, ist es wesentlich, daß du dieser Person zu verstehen gibst, daß du dieses unfreundliche Benehmen nicht länger hinnimmst. Die Depression wird so lange bei dir bleiben, wie du eine Behandlung akzeptierst, die dich glauben macht, daß du weniger bist, als es in Wirklichkeit der Fall ist. Sie bleibt ebenfalls, wenn du andere in dieser Weise behandelst.

Jeder von uns ist ein makelloser Geist.
Finde dich nicht mit weniger ab, ganz gleich,
ob es deine Mitmenschen oder dich selbst betrifft.

Übung 10

Denke daran, daß Gott dir nur das geben kann, was du zu verdienen glaubst.

Schau ehrlich nach innen und lausche. Gibt es dort Stimmen oder Gefühle, die dir sagen, daß du unwürdig bist? Blicke in den Spiegel und sage zu dir: „Ich liebe dich." Lausche nach innen und spüre, wie du auf diese Worte reagierst. Gibt es etwas in dir, das auf irgendeine Weise nicht damit einverstanden ist? Gibt es etwas in dir, das dich glauben macht, du seiest nicht würdig, geliebt zu werden? Gibt es etwas in dir, das dich so behandelt, daß du dich geringer fühlst, als du wirklich bist? Diese Gefühle gehören nicht zu dir. Es sind Schatten, die du manchmal ein Leben lang mit dir herumgetragen hast. Löse alle Schatten auf, die dir versichern, daß du etwas nicht verdienst oder unwürdig bist. Die Depression kann sich nicht bei dir halten, wenn du dich wirklich liebst und spürst, daß du Gottes Güte verdienst und ihrer würdig bist.

Übung 11

Gib dich jeden Morgen, jeden Nachmittag und jeden Abend der Unendlichen Liebe hin.

Um diese Übung auszuführen, mußt du nichts weiter tun, als der Unendlichen Liebe nachzusinnen, einer Liebe ohne Anfang und ohne Ende, einer Liebe ohne Grenzen und Einschränkungen, einer Liebe, die nicht von Situationen, Personen, Orten oder Dingen abhängt, einer Liebe, die unbehindert von allen Umständen immer gegenwärtig ist. Stell dir vor, daß du von dieser Liebe umgeben bist. Stell dir vor, wie sie zuerst deinen Körper und dann deinen Geist erfüllt. Spüre, wie du mit ihr verschmilzt, wie ihr eins werdet und nichts anderes in diesem Augenblick zählt. Verweile ein paar Minuten in diesem Zustand. Spüre die Liebe und fühle dich geliebt. Denke nicht darüber nach, wie deine Pläne ausgehen mögen. Für diese wenigen Augenblicke zählt nur die Unendliche Liebe. In der Unendlichen Liebe gibt es keine Depression, dort existiert keine wie auch immer geartete Dunkelheit. Die Unendliche Liebe ist überall und alles. Sie ist immer bei dir. Sie ist dir näher als dein Atem. Letztlich ist diese Unendliche Liebe die einzige Realität. Sie ist Gott. Sie ist dein Ursprung und dein Zuhause.

Übung 12

Sei den ganzen Tag in allen Situationen du selbst.

Wenn die Depression dein Schatten ist, der dich insofern an die Seele erinnert, die du bist, indem er ist, was du nicht bist, dann hat die Depression weder Sinn noch Platz in deinem Leben und kann nicht existieren, wenn du deine Seele lebst. Das wichtigste Mittel, mit dem du die aufgelösten Depressionen davon abhältst, wieder zu dir zurückzukehren, ist, daß du wirklich du selbst bist. Dies ist eine lebenslange Disziplin. Nimm dir jeden Tag Zeit, um der Stimme deines Geistes zu lauschen. Die Stimme der Seele ist sehr leise und ruhig, deshalb mußt du still sein und sorgfältig zuhören. Gib dein Bestes, um zu leben, was dein Geist leben will, zu sagen, was deine Seele sagen möchte, zu fühlen, was deine Seele empfinden möchte, und zu denken, was dein Geist bedenken möchte. Sei offen, ehrlich und voller Mitgefühl. Denke daran, daß deine Seele und ihre Führer keine Dunkelheit kennen. Löse mit Hilfe des inneren Dialogs oder mit der Meditation alle Gefühle oder Gedanken auf, die sich nicht wie ein Ausdruck deines makellosen, liebevollen Geistes anfühlen. Zu Anfang kann dies eine Menge Arbeit bedeuten, doch es wird immer leichter, je mehr du übst. Wenn du deine Seele bist, wirst du Frieden, Freude, Behaglichkeit und Erfüllung spüren. Es gibt für dich nichts Wunderbareres als deine Seele zu sein. Wenn du du selbst bist, kann die Depression nicht gleichzeitig existieren.

Übung 13

Achte auf deine Bedürfnisse und stelle sicher, daß sie erfüllt werden.

Wenn du über einen längeren Zeitraum keine Nahrung zu dir nehmen würdest, würden deine Körperfunktionen immer schwächer, und schließlich würden sie ihren Dienst versagen. Etwas Ähnliches geschieht, wenn deine emotionalen und spirituellen Bedürfnisse nicht erfüllt werden. Dein emotionales Selbst reagiert deprimiert und versagt schließlich seinen Dienst. Du hältst die mangelnde Befriedigung deiner emotionalen Bedürfnisse möglicherweise länger aus, als wenn du auf Nahrung und Wasser verzichten müßtest, doch das Endergebnis ist das gleiche.

Wenn man depressiv ist, fällt es sehr schwer, die eigenen Bedürfnisse zu erkennen. Hier ist eine Übung, die dir dabei hilft.

Sitze still an einem ruhigen, behaglichen Ort und lege Papier und Schreibzeug bereit. Schließe für einige Augenblicke die Augen und atme ein paarmal tief durch. Entspanne dich, so gut du kannst. Jetzt besinne dich mit geschlossenen Augen auf die Dinge in deinem Leben, die sich wunderbar, erfüllend, freudvoll oder nährend anfühlten. Denke auch über die Dinge nach, die du noch nicht erfahren hast und die genauso erfüllend, freudvoll oder hilfreich sein würden. Öffne dann die Augen und schreibe alles auf, was dir bei dieser Kontemplation eingefallen ist. Du bist deinen Herzensbedürfnissen begegnet, Dingen, die dein Geist zu erfahren wünscht. Mit ihnen beginnt deine Bedürfnisliste. Schreibe danach deine anderen Bedürfnisse auf, erfüllte und nicht erfüllte, auch solche, deren Befriedigung außerhalb deiner augenblicklichen Möglichkeiten liegt. Denke daran, daß Herzensbedürfnisse niemanden verletzen und nicht in die Rechte anderer eingreifen. Sei einfach ehrlich mit dir. Während du die Bedürfnisse niederschreibst, lausche aufmerksam, ob sich eine innere Stimme meldet, die dir sagt, daß du unwürdig bist und es nicht verdienst, daß diese Bedürfnisse erfüllt werden. Nimm dir einen Augenblick Zeit, um diese Schatten aufzulösen.

Wenn du die Liste abgeschlossen hast, schau dir alle Bedürfnisse an, die du aufgeschrieben hast. Kennzeichne die wichtigsten links mit einem Sternchen. Gehe die Liste weiter durch und markiere die Bedürfnisse, die bereits erfüllt sind, auf der rechten Seite mit einem Häkchen. Wenn es Bedürfnisse gibt, die ein Sternchen, aber kein Häkchen haben, ist es sehr wichtig, daß du dich ruhig hinsetzt und darüber nachsinnst, warum diese Bedürfnisse noch nicht erfüllt sind und was du tun kannst, um das zu ändern.

Es gibt Bedürfnisse, die sich nur in der Beziehung zu anderen Menschen erfüllen lassen. Es ist sehr wichtig, daß du die anderen um das, was du von ihnen möchtest, bittest. Es ist genauso wichtig, daß du daran denkst, daß sie das Recht haben, deine Bitte zu erfüllen oder abzulehnen. Wisse: Wenn ein Bedürfnis wirklich von Herzen kommt und wenn du wahrhaftig fühlst, daß du seine Erfüllung verdienst, dann wird es auch geschehen. Wenn du in einer Beziehung lebst und spürst, daß die Bedürfnisse, die in einer solchen Partnerschaft befriedigt werden sollten, nicht erfüllt werden, dann ist es wesentlich, daß du dies mit deinem Partner oder Freund offen und ehrlich besprichst. Es ist für dich, deinen Partner, deinen Freund und die Beziehung wesentlich, daß die Kommunikation und das Verständnis unter euch nie abbrechen. Wenn sich wichtige Herzenswünsche in einer Beziehung nicht erfüllen lassen, wird der Depression die Tür geöffnet, und außerdem können Schwierigkeiten im Miteinander entstehen.

Übung 14

Sei dankbar!

Für jede schöne Landschaft, die du erblickst, für jede Blume, die deinen Weg schmückt, für alle Einsichten, für Frieden und Liebe, für jeden Ärger, der unnötig geworden ist, für jedes mitfühlende Wort, für jedes Geschenk, daß du erhältst...

Sei dankbar.

Danke Gott oder deinen geistigen Führern, der Unendlichen Liebe, anderen Menschen oder wem du auch immer danken möchtest. Doch drücke deine Anerkennung auf so vielen verschiedenen Wegen aus, wie du es dir nur vorstellen kannst.

Bevor du dich am Ende des Tages zum Schlafen niederlegst, sage Dank. Drücke tagsüber, sooft du dich daran erinnerst, deine Anerkennung für die Freude und Liebe aus, die du bist und die dich erfüllt.

Dies ist eine wirklich magische Übung. Probiere sie aus und erlebe, wie sie sich auf wundersame Weise auf jeden Aspekt deines Lebens auswirkt.

Zusammengefaßt sind dies die 14 Übungen:

1. Beobachte aufmerksam, was du fühlst.

2. Übe die Meditation zur Auflösung der Depression, die am Ende des Buches aufgeführt ist, regelmäßig mindestens zweimal am Tag, oder verwende die Kassette.

3. Achte sorgfältig auf alle Gefühle, die du bei Tag und bei Nacht empfindest. Verwende den inneren Dialog, um die Schatten aufzulösen.

4. Achte gut auf die Musik in deiner Umgebung.

5. Überprüfe alle Sendungen, die du im Fernsehen und im Radio verfolgst und alle Kinofilme.

6. Lies nur Bücher, die deine Stimmung heben.

7. Kein Alkohol und keine Drogen.

8. Schau dich aufmerksam in deiner Wohnung um. Baut sie dich auf? Ist sie ein Ausdruck deines Geistes?

9. Betrachte nur die Menschen als enge Freunde, die dich so behandeln, wie du es verdienst. Alle anderen sind nur Bekannte.

10. Denke daran, daß Gott dir nur das geben kann, was du zu verdienen glaubst.

11. Gib dich jeden Morgen, jeden Nachmittag und jeden Abend der Unendlichen Liebe hin.

12. Sei den ganzen Tag in allen Situationen du selbst.

13. Achte auf deine Bedürfnisse und stelle sicher, daß sie erfüllt werden.

14. Sei dankbar!

Dies sind also die 14 Übungen, um Depressionen aufzulösen und ein erfüllendes Leben zu führen. Einige davon setzt du vielleicht bereits um, andere hast du eine bestimmte Zeitlang ausprobiert, manche scheinen dir aus dem einen oder anderen Grund schwierig. Es ist wesentlich, daß du alle 14 Übungen ununterbrochen lebst, als ob es nichts Wichtigeres im Universum gäbe. Denn es gibt in Wahrheit für dich in diesem Augenblick nichts Wichtigeres, als die Depression aus deinem Leben zu vertreiben und die Freude deiner Seele wieder zu spüren.

Denke daran, daß du bereits eine reine und vollkommene, freudige und liebevolle Seele bist. Die Depression mag dies im Augenblick überdecken, doch sie wird es nicht länger tun können, wenn du mit den 14 Übungen zu arbeiten beginnst und sie wirklich lebst. Akzeptiere die Dunkelheit nicht als unausweichlichen Bestandteil deines Lebens, denn *das ist sie nicht!* Depression ist kein unvermeidbarer Abgrund. Du *kannst* ihr entkommen. Du *kannst* sie auflösen.

Und damit kannst du in diesem Augenblick beginnen.

Die wirkungsvollste Weise, dieses Buch zu nutzen, ist, es zu lesen und während vier Monaten die 14 Übungen täglich zu machen. Arbeite außerdem für **mindestens** weitere 120 Tage mit der Meditation, die am Ende dieses Buches beschrieben ist, und übe sie regelmäßig zweimal täglich. Das Auflösen von Schatten und die Veränderung alter Persönlichkeitsmuster geschieht gewöhnlich nicht über Nacht. Es erfordert ständiges Üben, Ausdauer und Hingabe, um die tiefsitzenden, störrischen Schatten zu vertreiben. Während der zweiten 120 Tage dauernden Periode solltest du die 14 Übungen wenigstens zweimal pro Woche lesen, damit du dich an sie erinnerst, falls du abgelenkt wirst. Denke daran, daß die 14 Übungen, die zur Auflösung der Depression führen, gleichzeitig ein vollkommen erfüllendes Leben ermöglichen. Betrachte sie als lebenslange Disziplin, als Lebensstil, der dir im Laufe der Zeit immer leichter fallen wird.

Mache die 14 Übungen zu einem Teil deiner selbst und deines täglichen Lebens. Wenn dein Leben freudvoller und erfüllter wird, dann gib diese Schritte an all jene

Menschen weiter, die dich fragen, wieso du ein so friedliches, freudiges und liebevolles Leben führen kannst. Teile ihnen die Gründe mit, warum dein Leben so wunderschön im Fluß ist.

Deine innere Freude, dein Frieden und deine Liebe sind bereit, dich zu erfüllen und sich in jedem Aspekt deines Lebens auszudrücken. Sag einfach nein zur Dunkelheit und laß deinen wunderschönen Geist leuchten.

Die Meditation zur Auflösung der Depression

Die beste Möglichkeit, diese Meditation auszuführen, ist, sie auf eine Kassette aufzunehmen und dieses Band dann regelmäßig zweimal täglich anzuhören. Eine andere Möglichkeit ist, die Kassettenversion dieses Buches zu kaufen. *Die Meditation zur Auflösung der Depression* befindet sich auf der zweiten Seite der Kassette.

Nimm eine bequeme Körperhaltung ein ... lege dich hin oder sitze ... was immer dir angenehm ist...

Wenn du dich behaglich fühlst ... schließe die Augen und ruhe ... atme tief ein und halte den Atem einen Augenblick lang an ... atme dann mit einem Seufzer der Erleichterung aus ... erlaube dir, dich für einen kurzen Moment zu entspannen ... in diesem Augenblick ... hast du keine anderen Verpflichtungen ... du mußt nichts weiter tun, als dich einfach zu entspannen und deine ganze Aufmerksamkeit auf diese Übung zu richten...

Versuche, während dieser Übung dem, was sonst noch in deinem Leben geschieht, keine Beachtung zu schenken ... wenn du die Übung in wenigen Minuten beendet haben wirst, kannst du dich wieder darum kümmern... W*isse*, daß du in wenigen Minuten eine vollkommen neue Perspektive deiner selbst und deines Lebens gewonnen haben wirst... und du wirst viel besser wissen, was du als nächstes tun sollst ... atme noch einmal tief ein und halte den Atem an ... atme mit einem Seufzer der Erleichterung aus .. gut ... in diesem Augenblick ...

ist alles in Ordnung, und sehr bald schon ... wird es noch besser sein ....

Atme noch einmal tief ein ... atme mit einem Seufzer aus ... laß dich zurücksinken und entspanne dich ... du bist sicher ... Frieden umgibt dich ... er ist viel wirklicher als Depression oder Dunkelheit ... Vielleicht kannst du ihn in diesem Augenblick spüren, vielleicht nicht ... doch er ist hier... in diesem Moment...

Je mehr du dir erlaubst, dich zu entspannen, ... desto mehr wirst du diesen Frieden spüren können...

Atme noch einmal tief ein ... und dann atme mit einem Seufzer aus und entspanne dich ... Wenn dich etwas in deiner Umgebung ablenkt .. dann bemühe dich, es nicht zu beachten, denn jetzt ... in diesem Augenblick ... konzentrierst du dich darauf, dieses Band anzuhören und die Dunkelheit aufzulösen... alles andere kann noch ein paar Minuten warten...

Freude umgibt dich und ist tief in dir ... Sie ist wirklich und wahr ... Sie ist wahrer als Depression oder Dunkelheit... Vielleicht kannst du sie in diesem Augenblick spüren, vielleicht nicht ... doch sie ist hier ... in diesem Moment...

Je mehr du dir erlaubst, dich zu entspannen, ... desto mehr wirst du diese Freude spüren können...

Nimm jetzt einen letzten tiefen Atemzug ... und dann atme mit einem tiefen Seufzer der Erleichterung aus ... sehr gut ... laß einfach los und entspanne dich ... Überlasse deiner Vorstellungskraft und deinem wunderbaren Geist für die Dauer dieser Übung die Aufgaben deines Körpers... deines Geistes ... und deiner Gefühle ... Vertraue darauf, daß alles in Ordnung geht...

Beginne diese Erfahrung, indem du Frieden und Freude spürst... so gut du kannst ... ein tiefer Atemzug und ein Seufzer werden dir diese Gefühle offenbaren ... gut ..... Stelle dir vor, daß dieser Frieden ein *Ort* ist ... ein Raum, in dem du dich unglaublich wohl fühlst... in dem du vollkommen sicher bist... erschaffe dir diesen Raum jetzt in deiner Vorstellung ... Dieser Raum ist ein Ausdruck deiner Seele ... Alles in diesem Raum erinnert dich an Frieden... Wohlgefühl ... Freude ... Weisheit ... und Liebe...

Nichts kann diesen Raum betreten, es sei denn, du bist damit einverstanden. Für dich ist dies der behaglichste Raum im ganzen Universum ... Es ist der Raum deiner Seele ... Entspanne dich in diesem Raum... spüre ihn ... In gewisser Weise bist du jetzt wirklich dort ... Lasse zu, daß er so real wie möglich wird... Stelle dir jetzt vor, daß du in der Mitte dieses Raumes in einem äußerst bequemen Stuhl sitzt... Dieser Stuhl fühlt sich nach Heimat an ... Es ist der Stuhl deiner Seele ... er besteht aus solidem Material, doch ist geschaffen vom Geist... In diesem Stuhl kannst du vollkommen du selbst sein ... vollkommen ehrlich ... In diesem Stuhl bist du immer sicher ... vollkommen entspannt ... Der Stuhl scheint dich liebevoll zu umfassen, während du in ihm sitzt... Sitze einfach ein paar Minuten ruhig darin... ganz gleich, was in deinem Leben im Augenblick geschehen mag... ganz gleich, wie du dich im Moment fühlst... selbst wenn du es dir vorstellen mußt... Spüre den Frieden hier so gut du es vermagst ... Spüre die Liebe hier ... spüre die Freude hier ... spüre Gottes Gegenwart hier... in Frieden ... in der Sicherheit und Stille dieses Raums ... spüre dich selbst ... deine Seele ... deinen Geist ... so gut du es in diesem Augenblick vermagst ...

Erlaube dir jetzt in vollkommener Ehrlichkeit ... die Depression... oder andere dunkle Gefühle in dir oder deiner Umgebung zu empfinden ... ganz gleich, ob es sich schwach oder überwältigend anfühlt ... Sei ehrlich mit dir und schau sie dir an ... Erlaube dir, sie zu spüren ... Stoße sie nicht weg und hebe sie auch nicht auf eine höhere Ebene ... du mußt sie nicht länger verbergen oder verleugnen ... Fürchte die Dunkelheit nicht, und sei nicht zornig auf sie ... in diesem Raum ... bestimmst du ... Gib ihr in deiner Vorstellung, wenn du kannst, eine Form.... wenn nicht, dann beobachte aufmerksam die Gefühle, mit denen sie dich erfüllt...

Stelle dir jetzt vor, daß du von dieser Dunkelheit, dieser Depression getrennt bist... daß sie etwas anderes ist als du ... Stelle dir vor, daß sie vor dir erscheint, während du im Stuhl deiner Seele sitzt... Schau sie dir von Nahem an ... Hat sie eine Form? ... Betrachte sie ganz ehrlich ... in deinem Geist ... und sage ihr mit Gefühl... „Ich sehe dich, Depression... ich erkenne dich, Dunkelheit ... doch du bist *nicht* ich ... du bist nicht meine Wahrheit... du bist nicht, wer ich bin ... du bist eine Lüge ... ein Schatten ... du bist noch nicht einmal ein **Teil** meiner selbst... und du bist kein Teil Gottes ... du bist es nie gewesen... du bist mein Schatten ... du bist, was ich **nicht** bin und niemals sein kann... Ich glaubte, du seiest ich ... Ich dachte, du wärst ein Teil von mir ... doch jetzt weiß ich, daß dies nicht stimmt ... Ganz gleich, was du tust ... ganz gleich, was du sagst ... du kannst nicht länger hier bei mir bleiben ... du bist hier nicht länger willkommen ... Es ist an der Zeit für dich zu gehen."

Wenn die Depression nicht du ist... und kein Teil deiner selbst... dann muß sie dein Schatten sein... dein

Gegenteil ...Stell dir vor, daß du zurücksinkst und dich in deinem Stuhl entspannst... in deine Seele ... verschmilz vollständig mit ihr und gib dich ihr hin... als ob nichts anderes in diesem Augenblick eine Rolle spielt, als deine Seele zu spüren und Gott ... Nichts anderes zählt ...

Denke in deinem Herzen und in deinem Geist:
Ich bin dieses Licht ... ich bin diese Stille ... der Friede ... die Liebe ... die Freude ... die Güte ... die Seele .... das wahre, ehrliche Licht Gottes ... das alles bin ich... Spüre jetzt das Licht, das du bist ... fühle es wachsen ... laß es dich überwältigen ... gib dich ihm hin ... und das Licht, das du bist, wächst .... Spüre und beobachte, wie sich die Depression auflöst und verschwindet...

Der *einzige* Sinn der Depression ist, deutlich hervorzuheben, wer und was du bist, indem sie ist, was du *nicht* bist... das ist ihr *einziger* Sinn ... Wenn dieses Ziel erreicht ist und du deine Seele wieder spürst ... dann kann und wird sich die Depression auflösen ... du mußt dich nicht mit der Depression abfinden ... du mußt sie nicht annehmen... sie ist nicht dein Freund ... sie ist nicht dein Führer.... sie ist nicht deine andere Hälfte... sie ist nicht die Wahrheit ... sie ist nur ein Schatten... nicht mehr ...

Der letzte Schritt in dieser Übung ist der wichtigste... du mußt dein wahres Selbst jetzt leben... deine vollkommene Seele... in deinem Leben ... du mußt ehrlich und wahrhaftig du selbst *sein*...

Setze diese Übung mit deinen eigenen Worten fort, bis der Schatten gegangen ist... Wiederhole sie sooft wie nötig... Verwende diese Übung... diese Sichtweise gegen jeden Schatten in dir ... gegen jede Angst, jede Sorge, jeden Schmerz... jeden Zorn, jeden Zweifel, jede Frustration, Einschränkung, Blockierung, jeden Haß ... jedes Schuldgefühl, jede Depression oder jedes Leid ... und ganz besonders gegen jedes Gefühl, daß sich zerstörerisch gegen dich selbst richtet und dich für unwürdig erklärt.

Sublimiere, verstecke oder verleugne diese Schatten nie wieder ... schau sie dir immer ehrlich an und löse sie gleich auf ...

Sie sind nicht du ... sie sind nicht, der du bist ...

Wenn du dich jetzt dafür entscheidest, ...kannst du in tiefen, erholsamen Schlaf sinken... oder du kannst diese Meditation so lange fortsetzen, wie du magst ... oder du kannst die Augen öffnen... und dich hellwach fühlen im Bewußtsein, wer und was du wirklich bist ....

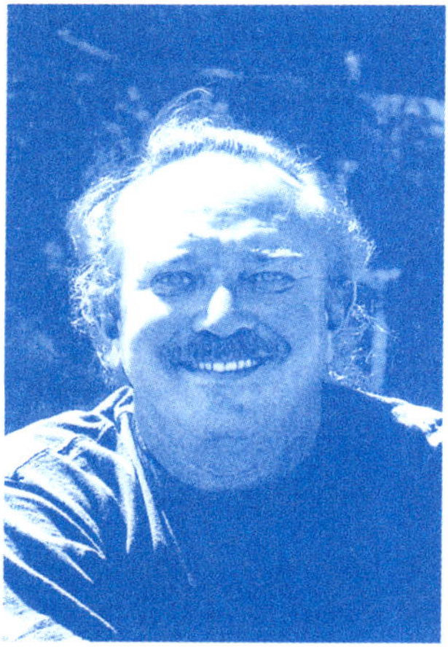

Jon Shore kann folgendermaßen erreicht werden:

Jon Shore Seminars
13652 Shiloh Drive
Conifer, Colorado 80433 USA
303.816.9247 Büro
303.816.9458 Fax und Modem
budanatr@jonshore.com E-mail
Web.site:http://www.jonshore.com

Und bezüglich weiterer MC's und CD's von Jon Shore:

Light Unlimited Publishing
13652 Shiloh Drive
Conifer, Colorado 80433 USA
303.816.9247 Office
303.816.9458 Fax & Modem
budanatr@jonshore.com E-mail
Web Site: http://www.jonshore.com

Weitere Titel zum Thema Gesundheit
im ch. falk verlag

Ernst Th. Tschoepke
Hände gut, alles gut!
ISBN 3-89568-052-4

Barbara Zierdt
Bachblütenrepertorium
ISBN 3-89568-053-2

Ti Tonisa Lama
Das Buch der Heilung
ISBN 3-89568-017-6

Gerta Butler
Verjüngung
ISBN 3-924161-42-9